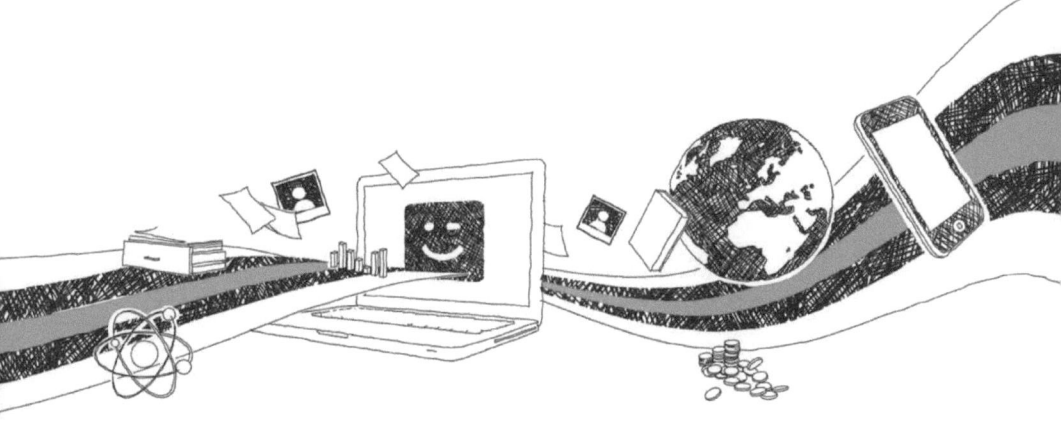
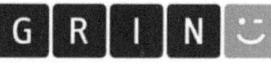

Bibliografische Information der Deutschen Nationalbibliothek:

Die Deutsche Bibliothek verzeichnet diese Publikation in der Deutschen National-
bibliografie; detaillierte bibliografische Daten sind im Internet über http://dnb.d-
nb.de/ abrufbar.

Impressum:

Copyright © 2017 GRIN Verlag, Open Publishing GmbH
Druck und Bindung: Books on Demand GmbH, Norderstedt Germany
ISBN: 9783668541580

Dieses Buch bei GRIN:

http://www.grin.com/de/e-book/374433/gesundheitsfoerderung-im-ambulanten-
pflegedienst

Baser Wasiqi

Gesundheitsförderung im ambulanten Pflegedienst

GRIN Verlag

GRIN - Your knowledge has value

Der GRIN Verlag publiziert seit 1998 wissenschaftliche Arbeiten von Studenten, Hochschullehrern und anderen Akademikern als eBook und gedrucktes Buch. Die Verlagswebsite www.grin.com ist die ideale Plattform zur Veröffentlichung von Hausarbeiten, Abschlussarbeiten, wissenschaftlichen Aufsätzen, Dissertationen und Fachbüchern.

Besuchen Sie uns im Internet:

http://www.grin.com/

http://www.facebook.com/grincom

http://www.twitter.com/grin_com

Gesundheitsförderung im ambulanten Pflegedienst

Inhaltsverzeichnis

1.   Einleitung

Die Gesundheit der Menschen ist immer schon ein präsentes Thema unserer Gesellschaft und nimmt stetig an Bedeutung zu. In Zeiten der Globalisierung steht die Wirtschaft sich immer schneller ändernden Gegebenheiten gegenüber. Während die Menschen in der Bundesrepublik Deutschland immer älter werden fehlt es zunehmend in nahezu allen Bereichen an ausreichend qualifiziertem Fachpersonal. Dieser Problematik steht besonders die Branche des ambulanten Pflegedienstes gegenüber.   Der Leistungsdruck in der „Arbeitswelt" steigt während die auf die Gesundheit gerichtete Aufmerksamkeit zu schwinden scheint. Noch sieht sich eine Vielzahl der Arbeitgeber nur für das Erfüllen der gesetzlichen Vorschriften zur Verhütung von Arbeitsunfällen verantwortlich. In der folgenden Arbeit soll jedoch dargestellt werden welche weiteren Maßnahmen zur Wahrung der Gesundheit der Mitarbeiter notwendig und ökonomisch sinnvoll einzuführen sind. Ziel ist es zu zeigen, dass Kosteneinsparungen am Arbeitnehmer zu umso höheren Kosten des Betriebes führen. Auf dem Pflegemarkt findet ein unerbittlicher Kampf statt, der die Führungen der ambulanten Pflegedienste zu hohen Kosteneinsparungen zwingt. Deshalb brauchen die Unternehmen nicht nur fachlich Qualifiziertes Personal mit einer Vielfalt an Know-How. Leistungsstärke basiert auf Motivation und Gesundheit der Mitarbeiter zur Ausschöpfung ihres gesamten Potentials. Hierzu trägt die betriebliche Gesundheitsförderung im Unternehmen bei.

Im Folgenden werden zunächst zum Grundverständnis die Gesundheit betreffende Begriffe erläutert und die Position der betrieblichen Gesundheitsförderung dabei erläutert. Durch Beleuchtung der Zusammenhänge und anhand statistischer Kennzahlen wird gezeigt, welchen Einfluss die Arbeit eines Menschen auf dessen Gesundheit hat. Anschließend daran werden Herausforderungen und Probleme der ambulanten Dienstleistung durch die Darstellung des Ist-Zustandes aufgezeigt. Hieraus werden Chancen zur Optimierung der betrieblichen Prozesse und damit einhergehender Wahrung der Gesundheit der Pfleger und Mitarbeiter des Betriebes ermittelt. Nach der näheren Betrachtung von zur Verfügung stehenden Maßnahmen und Möglichkeiten bezüglich der jeweils zwei größten Herausforderungen in physischer und psychischer Hinsicht können deren Effektivität und ansatzweise eine Kosten-Nutzen-Gegenüberstellung analysiert werden. Im Anschluss wird eine

Handlungsempfehlung ausgesprochen, welche gleichzeitig ein allgemeines Fazit beinhaltet.

1.1. Definition Gesundheit

Gesundheit ist ein Begriff, welcher in nahezu jeder Kultur anders definiert wird und in der Geschichte vielmals Änderungen erfahren hat. Grundlegend betrachtet kann man damit den körperlichen und geistigen Zustand eines Individuums beschreiben.

Die wohl bekannteste Definition der Gesundheit entstammt aus der Verfassung der Weltgesundheitsorganisation von 1948 „Health is a state of complete physical, mental and social well-being and not merely the absence of disease or infirmity." Laut der deutschen Verfassung: Die Gesundheit ist ein Zustand des vollständigen körperlichen, geistigen und sozialen Wohlergehens und nicht nur das Fehlen von Krankheit oder Gebrechen.[1]

Jedoch wird im größten Teil der Fachliteratur nicht mehr zwischen „gesund" und „krank" unterschieden. Vielmehr Bewegen sich Menschen auf einer Spanne zwischen den beiden Extremen. Diese Literatur basiert auf Anlehnung an Antonovskys Salutogenesemodell, welches auch heute noch anerkannt.[2]

Anhand des Modells versuchte er zu erklären, wie Menschen trotz des Vorhandenseins endogener und exogener Belastungsfaktoren gesund sein kann. Im Vordergrund steht hier nicht mehr die Frage „warum werden Menschen krank?", sondern „warum bleiben Menschen gesund?". Belastungen sind die sogenannten Stressoren, welchen Ressourcen des Menschen als Widerstandsquelle gegenüberstehen.[3] Der Balance der Stressoren und Ressourcen bestimmen den Punkt auf der „Geundheits-Krankheits-Kontinuum".[4] Stressoren können physische und psychische Belastungen der Arbeit sein.

Wie diese die Gesundheit eines Menschen beeinflussen können, soll im Folgenden dargestellt werden.

---

[1] Weltgesundheitsorganisation Regionalbüro für Europa, Gesundheitsförderung: Von der Ottawa-Charta bis zu Gesundheit 2020
[2] Lutz Vogt, Sport in der Prävention, S. 18
[3] Reinhard Kreimer, Altenpflege: menschlich, modern und kreativ: Grundlagen und Modelle einer zeitgemäßen Prävention, Pflege und Rehabilitation, S. 157
[4] Marianne Brieskorn-Zinke, Gesundheitsförderung in der Pflege, S. 78

1.2. Zusammenhang Arbeit und Gesundheit

Abbildung 1 zeigt inwiefern ein Zusammenhang zwischen Arbeit und Gesundheit besteht.

Zunächst wird das Arbeitsumfeld betrachtet. Prozessorganisation und Führungsverhalten gestalten unter anderem die Arbeitsbedingungen eines Arbeitnehmers. Hieraus formen sich Handlungsspielräume der Arbeitnehmer aber auch die Kommunikation zwischen den Mitarbeitern oder dem Arbeitnehmer und Arbeitgeber. Die Arbeitsbedingungen beeinflussen die Gesundheit des Arbeitnehmers indem sie sich positiv oder negativ auf die psychische oder physische Belastung auswirken.[5] Nach Selye (1974) kann aus arbeitspsychologischer Sicht auch von positiver Belastung gesprochen werden. Selye prägt in diesem Zusammenhang die Begriffe „Eustress" und „Distress". Hiernach gilt es Stress nichtgrundsätzlich zu vermeiden um schädliche Konsequenzen abzuwenden. „Eustress" kann als Herausforderung für den Arbeitnehmer betrachtet werden.[6] Der Arbeitnehmer ist motiviert eine Hürde zu überwinden. Eine erhöhte physische und psychische Aktivität durch Ehrgeiz führt bei Erreichen der gesetzten Ziele zu höherem Selbstbewusstsein, Stolz und Erfolgserlebnis.[7] Daher gilt es auf der Spanne zwischen „Eustress" und „Distress" für jeden Arbeitnehmer die angemessene Höhe zu finden. Hier ist der *Angelpunkt*(anderes Wort fürhauptstächliche Verbindung des Zusammenhages) zwischen der Gesundheit des Arbeitnehmers und seinen Arbeitsbedingungen deutlich erkennbar. Fühlt sich der Arbeitnehmer motiviert und erlebt Erfolge bei seiner Arbeit, so resultiert dies in einer guten Arbeitsleistung durch Arbeitsfreude und -bereitschaft. Aus zu hohem Stress und körperlicher Belastung resultieren Krankheit, Angst vor dem folgenden Arbeitstag, einer höheren Anzahl von Krankmeldungen oder Demotivation zur Erbringung der Arbeitsleistung. Die Gesundheit spiegelt die Arbeitsbedingungen wider und kann auf lange Sicht bei Burnout und langen Krankschreibungen zu ökonomischem Schaden des Betriebes führen.

---

[5] Huber Betriebliches Gesundheitsmanagement und Personalmanagement, 2010
[6] Selye (1974, 1978)
[7] Semmer u. Udriss, Bedeutung und Wirkung von Arbeit, 2007

1.3. Beispiel ambulanter Pflegedienst

Hubers Model lässt sich auch anhand eines Beispielbetriebs des ambulanten Pflegedienstes auslegen. In der aktuellen Situation steht ein Beitrieb des ambulanten Pflegedienstes oftmals in seiner Prozessorganisation dem Problem des Personalmangels gegenüber. Dadurch ergibt sich in den Arbeitsbedingungen eines Pflegers ein Zeitmangel für die Arbeit mit dessen Patienten. Die Konsequenzen hieraus ergeben sich in diversen Hinsichten und beeinflussen die Gesundheit des Arbeitnehmers sowohl physisch als auch psychisch. Der Pfleger kann unter zu hohem Zeitdruck nicht alle Arbeitsschritte korrekt ausführen oder muss gar welche auslassen. Hektische Handlungen führen auf Dauer zu Verspannungen und Rücken- oder anderen körperlichen Beschwerden. Physische Belastungen durch Gewissenskonflikte aufgrund unzufrieden stellender Arbeitsausführung können auf Dauer zum Burnout führen. Folge sind vermehrte einzelne Fehltage aber auch längere Krankschreibung oder Kündigung.

Die komplexen gegenseitigen Einflüsse können auch als Kreislauf weiterentwickelt werden.

Wie Abbildung 2.zeigt, führt der eben beschriebene ökonomische Schaden durch Krankmeldung zu weiteren Problemen in der Prozessorganisation. Das Ausfallen von Arbeitskräften muss kompensiert werden. Ein ökonomischer Schaden entsteht bei zu hoher Fluktuation, da Zeit und liquide Mittel für das Recruiting und Anlernen neuer Arbeitskräfte verbraucht werden. Bei kurzfristigen Krankmeldungen muss die Arbeitskraft temporär durch Mitarbeiter ersetzt werden, indem die Patientenbesuche der fehlenden Arbeitskraft auf die vorhandenen Arbeitskräfte umgeschichtet werden. Konsequenz hieraus sind noch höherer Zeitmangel für den Pfleger um alle Patienten korrekt zu versorgen. Auch kann ein Ungerechtigkeitsgefühl entstehen. Daraus folgen Krankmeldungen und schlechtere Arbeitsleistung weiterer Arbeitnehmer. Um diesen Kreis zu durchbrechen muss der Arbeitgeber an einigen Stellen des Gesamtbetriebes intervenieren und versuchen durch Maßnahmen negative Einflüsse zu abzuwenden.

2. Gesundheitsförderung und Prävention

Zunächst soll der Begriff „Gesundheitsförderung" allgemein definiert werden. Hierfür wird dieser zunächst von dem Begriff „Prävention" unterschieden, da deren praktische Ausführung auf unterschiedlicher Anwendung beruht.

2.1. Prävention

Prävention oder auch Prophylaxe beinhaltet vorbeugende Maßnahmen zur Vermeidung des Auftretens von Krankheiten.[8] Dabei gilt es die Auslöser von Krankheiten ausfindig zu machen und möglichst zu minimieren oder eliminieren um letztere somit zu verhindern. Zur beispielhaften Verdeutlichung kann der Ursprung der Prävention betrachtet werden. Im 20. Jahrhundert wurden immer mehr Erkenntnisse darüber gewonnen, dass Bakterien sich negativ auf die körperliche Gesundheit von Menschen auswirken können. Unzureichende Hygienemaßnahmen wurden als Ursache erkannt. Insbesondere in Krankenhäusern mussten und wurden Verbesserungen bezüglich des Hygieneverhaltens sowohl der Ärzte und Pfleger aber auch Patienten vorgenommen. Grundsätzlich wird unter Prävention also die Abwendung von Risikofaktoren als Ursache verstanden, welche die Kausalkette zur Krankheit verursachen kann. Je nachdem, wann die Intervention der Prävention erfolgt, können drei verschiedene Arten unterschieden werden: Ist der Mensch noch Gesund, handelt es sich um „Primärprävention", wenn die Erhaltung der Gesundheit durch Fernhalten von Risiken und Ursachen erfolgt. Ist der Mensch bereits erkrankt, handelt es sich um Sekundärprävention, wenn der Zustand sich durch Intervention nicht verschlimmern soll, beziehungsweise die Krankheit nicht weiter fortschreitet. Um Tertiärprävention handelt es sich wenn die Intervention sich bei Krankheit positiv auf den Gesundheitszustand einwirkt und beinhaltet eine Rückfallsprophylaxe.[9]

Im Hinblick auf Mitarbeiter der ambulanten Pflege kann Prävention unter verschieden Gesichtspunkten durchgeführt werden. Die Teilnahme an Seminaren im Stressmanagement kann eine vorbeugende Maßnahme zur Reduktion von psychischer Belastunggestalten.[10] Weiter verbreitet sind auchErnährungsberatungen.

---

[8] Haisch, J./Hurrelmann, K./Klotz, T. (Hg.) 2006): Medizinische Prävention und Gesundheitsförderung. Bern: Hans Huber.
[9] DOPPLER, Birgit (2010): Gesundheitskommunikation. Kommunikationskampagnen im Gesundheitsbereich am Beispiel des ‚Pilotprojekts Schulfrucht', S. 32-33.
[10] https://www.dak.de/dak/leistungen/Praeventionsangebote-1101390.html

Speziell im Pflegeberuf sind Rückenbeschwerden häufige auch langwierige Arbeitsunfähigkeitsursache.

2.2. Gesundheitsförderung (GF)

Dahingegen bezieht sich die Gesundheitsförderung (Health Promotion) nicht auf Risikofaktoren und Krankheit, sondern viel mehr auf Gesundheit und die Gewinnung Letzterer. Besondere Aufmerksamkeit erlangte dieses Thema erstmals 1986 in der Konferenz der Weltgesundheitsorganisation (WHO) in Ottawa. Nachfolgend wurden einzelne Handlungsbereiche spezifiziert. Grundgedanken wurden zu einem Orientierungsrahmen in der Ottawa-Charta formuliert. Zweifellos ist Gesundheitsförderung nicht mehr leidglich im Gesundheitssektor thematisiert. Vielmehr ist die Verbesserung des allgemeinen Wohlbefindens fester Bestandteil auf „allen Ebenen und in allen Politikbereichen".[11]

1997 wurde die Luxemburger Deklaration zur betrieblichen Gesundheitsversorgung in der Europäischen Union unterschrieben und im Jahr 2007 aktualisiert. „Gesunde Mitarbeiter/innen in gesunden Organisationen" lautet die Vision und wird durch vier Leitlinien erreicht: Partizipation, Integration, Projektmanagement und Ganzheitlichkeit. Partizipation bezieht sich auf alle Mitarbeiter auf allen Hirarchieebenen, welche in geplante Maßnahmen einbezogen werden. Bei der Integration werden bei allen Maßnahmen die Erhaltung und Förderung der Gesundheit der Mitarbeiter berücksichtigt. Das Projektmanagement umfasst alle Tätigkeiten zur Durchführung der Maßnahme wie Dokumentation, Gewährleistung von Transparenz und Überprüfbarkeit. Die Ganzheitlichkeit der Gesundheitsförderung ist gegeben, wenn sowohl Verhältnis- als auch Verhaltenspräventive Maßnahmen getroffen werden.[12]

Die Gesundheitsförderung umfasst alle Maßnahmen zur Schaffung und Stärkung der Ressourcen, welche Potential zur Gewinnung von Gesundheit eines Individuums darstellen.[13]

---

[11] Weltgesundheitsorganisation http://www.euro.who.int/de/health-topics/health-determinants/social-determinants/news/news/2013/06/health-promotion-from-ottawa-to-health-2020
[12] Europäisches Netzwerk für Betriebliche Gesundheitsförderung, 2007
[13] Deutsches Netzwerk für Betriebliche Gesundheitsförderung (DNBGF), 2007

3.   Betriebliches Gesundheitsmanagement

Die Gesundheitsförderung ist nur eine von mehreren Säulen, die zusammen die gesamte Organisation des betrieblichen Gesundheitsmanagements stützen. Arbeitsrecht in Verbindung mit internem Management soll die Förderung der Gesundheit der Mitarbeiter als Ziel umsetzen. Das betriebliche Gesundheitsmanagement ist die Ganzheitlichkeit aller betrieblichen Prozesse, welche im Betrieb zur Gesunderhaltung aller Mitarbeiter integriert und umsetzt werden. [14]

3.1.   Rechtliche Rahmenbedingungen

Grundsätzlich gewährleistet das aus der EG-Richtlinie 89/391/EWG vom 12. Juni 1989 umgestaltete Arbeitsschutzgesetz (ArbSchG) die Sicherheit der Arbeitsnehmer. In § 2 Abs. 1 sind Maßnahmen zum Gesundheitsschutz der Mitarbeiter und deren Sicherheit durch „Verhütung von Unfällen bei der Arbeit und arbeitsbedingten Gesundheitsgefahren" formuliert. Eine menschengerechte Gestaltung der Arbeit ist festgelegt. Diesbezügliche Grundsätze, an die sich der Arbeitgeber halten muss, werden in § 4 formuliert. Neben der allgemeinen Wahrung der Sicherheit und Gesundheit der Arbeitnehmer stehen auch soziale Beziehungen, Organisation und Bedingungen innerhalb des Arbeitsumfeldes im Vordergrund. Pflicht des Arbeitsgebers ist auch eine ausführliche Information des Arbeitnehmers, welche die Sicherheit bei deren Arbeitsausführung gewährleistet.

In der Bundesrepublik Deutschland wurden im § 20a des Sozialgesetzbuches Buch V Leistungen zur Gesundheitsförderung und Prävention in Lebenswelten als Pflichtleistungen der Krankenversicherung formuliert. Dieses 2015 verabschiedete Präventionsgesetz beinhaltet die die Pflicht zur Erkennung gesundheitlicher Gefahren und Risiken am Arbeitsplatz, zur Unterstützung der gesetzlichen Unfallversicherungen. [15]

---

[14] Wieneman (2002 aus http://betriebliche-gesundheitsfoerderung24.de/betriebliches-gesundheitsmanagement-eine-begriffsbestimmung/
[15] IKK-Verband, S. 6

3.2. Betriebliche Gesundheitsförderung

Auf der Ebene der Organisation zwischen Arbeitgeber und Arbeitnehmer werden Handlungsstrategien entwickelt und gefördert, um Gesundheitsressourcen der Arbeitnehmer in deren Arbeitsumfeld zu analysieren und deren Nutzung zu unterstützen. Der Arbeitgeber strebt also nicht mehr nur eine Reduktion von Gesundheitsbelastungen und Gesundheitsrisiken an, sondern nun auch die dem gegenüberstehende Vermehrung von Ressourcen zur Gewinnung von physischer und psychischer Gesundheit. Seit nun mehr als 25 Jahren ist es Aufgabe der Gesetzlichen Krankenversicherung (KGV) dies umzusetzen und besonders mit dem Präventionsgesetz 2015 wurden weiterführende Ziele gesetzt. Die Unterstützung, besonders auch kleiner und mittlerer Betriebe, bei der Planung und Durchführung von gesundheitsfördernden Maßnahmen steht dabei im Vordergrund. Hierbei geht es zunächst darum verschiedene Akteure im Betrieb miteinzubeziehen. Neben dem Arbeitgeber sollten auch Arbeitnehmer, Sozialversicherungsträger, Betriebsärzte und Unternehmens- und Arbeitgeberverbände ein höheres Bewusstsein über die Wichtigkeit und Möglichkeit der Stärkung der Gesundheitsressourcen im gesamten Arbeitsumfeld erlangen.[16] Die Krankenkassen bieten Unternehmen Beratungsprogramme an, in denen Konzepte und fundierte Kenntnisse für die Umsetzung der Gesundheitsförderung im Betrieb an. Zumeist wird die Gesundheitsförderung als Prozess in Form von vier bis fünf Schritten vorgestellt.[17] Zunächst muss die aktuelle Ist-Situation anhand von unterschiedlichen Analyse-Modellen erhoben werden. Hierzu werden Informationen über bisherige Maßnahmen, Statistiken und der bisherigen diesbezüglichen Entwicklung des Unternehmens gewonnen. Neben der Befragung der Arbeitgeber ist auch die Sichtweise der Arbeitnehmer von hoher Relevanz. In Schritt 2 werden Ziele und dafür umsetzbare Maßnahmen geplant. Der Arbeitgeber erfährt, in welchen Handlungsfeldern interveniert werden kann und wo und wie wichtige Ressourcen ausgeschöpft werden können. Wichtig sind hierbei Transparenz und Einbezug der Mitarbeiter. Hierauf folgt das Angebot für Maßnahmen. Mitarbeiter können an Seminaren teilnehmen (Rückenschule, Stressbewältigungsmanagement, Ernährungsberatung) und auch für Führungskräfte gibt es spezifische Angebote (Führungsverhalten, Kommunikation im

---

[16]Bienert/Razavi, Beitrbeliche Gesundheitsförderung: Entwicklung und Erfolgsfaktorien in Gesunde Menschen als Erfolgsfaktor. S. 77
[17] https://www.dak.de/dak/arbeitgeber/Betriebliches_Gesundheitsmanagement-1395310.html

Unternehmen).[18] Nach einem abgesprochenen Zeitraum werden die Ergebnisse der Maßnahmen überprüft, Effektivität berechnet und selbstreflexierende Gespräche mit den Mitarbeitern geführt um eventuelle Verbesserungen herauszuarbeiten.

Auch interne Akteure sind bei der Umgestaltung der Organisationsprozesse beteiligt und können zum Erhalt und Förderung der Gesundheit der Mitarbeiter beitragen. Hierzu gehören Führungspersonen, Personalabteilung Betriebs- bzw. Personalrat, die Fachkraft für Arbeitssicherheit und der Betriebsarzt.[19] Dabei gelten, wie in Abbildung 3 zu sehen ist, Führungspersonen als Bindeglied zwischen allen Mitarbeitern des Betriebs aber auch zwischen den Mitarbeitern und den Gliedern der Organisation.

Wie bereits in Hubers Model (Abb. 1) konnte ersichtlich werden, dass die Kommunikationfunktion zwischen allen im Betrieb arbeitenden Personen von hoher Relevanz ist. Die Führungskräfte sollen aber nicht nur die Arbeitsbedingungen an die Mitarbeiter vermitteln, sondern diese auch auf sie abstimmen. [20]

---

[18] https://www.barmer.de/arbeitgeber/firmenangebote-gesundheit/gesundheitsmanagement/massnahmen-auswaehlen-35006
[19] Wellmann, Holger Betriebliche Gesundheitsförderung In: Institut für Qualitätssicherung in Prävention und Rehabilitation (iqpr) an der Deutschen Sporthochschule Köln (Hrsg.): Iqpr Forschungsbericht Nr. 3/2007, Köln, 2007, S. 39-48
[20] Veith, Thorsten; Schweitzer, Jochen Das große Ganze In: Personalwirtschaft, Magazin für Human Resources, 2009, S. 30-32

4. Praxisfeld ambulanter Pflegedienst

Anhand der Betriebs eines ambulanten Pflegedienstes soll im Folgenden dargestellt werden welchen Probleme, Chancen und Möglichkeiten diese Branche heute gegenübersteht und welche Maßnahmen sich effektiv auf die Gesundheit der Mitarbeiter auswirken und gleichzeitig zu ökonomischen Gewinnen im Betrieb führen können.

Die derzeitige demografische Entwicklung bedeutet eine immer älter werdende Gesellschaft und eine damit einhergehende steigende Anzahl an pflegebedürftigen Personen. Wie in Abbildung 4 zu sehen ist waren 1999 in Deutschland rund 2.016.000 Menschen pflegebedürftig. Bis zum Jahr 2015 stieg die Anzahl an pflegebedürftigen Menschen um 844.000.[21]Einher geht damit auch der immer älter werdenden Arbeitskräfte, auch in der Berufsgruppe der Pflege.

Abbildung 5 zeigt die Progression der Beschäftigungsrate sowohl im stationären als auch im ambulanten Pflegedienst. Während im Jahr 1999 nur 183.782 Personen im ambulanten Pflegedienst beschäftigt waren, sind es 2015 bereits 344.000.[22]

Mit der zunehmenden Anzahl an Pflegebedürftigen Personen steigt auch die Qualitätserwartung erheblich und erhöht den Leistungsdruck auf die Pflegekräfte. Angehörige möchten die Pflegebedürftigen in guter Lebensqualität wissen und erwarten hohe fachliche Kompetenzen und eine dauerhafte persönliche Erreichbarkeit von den Pflegekräften. Welche Herausforderungen Mitarbeiter eines ambulanten Pflegedienstes gegenüberstehen soll im Folgenden näher erläutert werden.

4.1. Herausforderungen des ambulanten Pflegedienstes

Betrachtet man die betriebliche Gesundheitsförderung als Prozess, muss als Erstes analysiert werden, welche Herausforderungen Einrichtungen des ambulanten Pflegedienstes gegenüberstehen. Die Besonderheit eines ambulanten Pflegedienstes zeichnet sich vor allem durch die ebenfalls gängige Bezeichnung „häusliche Krankenpflege" aus. Während sich die stationäre Pflege lokal immer am speziell dafür eingerichteten gleichen Ort befindet, ist es beim ambulanten

---

[21] Statistisches Bundesamt
[22] Statistisches Bundesamt

Pflegedienst Aufgabe des Pflegers durch Einsatzplanung Pflege an Patienten in der gewohnten Umgebung Letzterer zu leisten. Im stetigen Wandel entwickelte sich die häusliche Krankenpflege zu einem wirtschaftlichen Unternehmen, deren Existenz vom Überleben auf dem Markt abhängt. Oftmals stehen die Betriebe im Spannungsfeld zwischen der Sicherstellung von akzeptablem Arbeitsbedingungen, Gewährleistung der durch die Dienste erbrachten Leistungen aber auch Finanzierung der beiden. Bei dieser Problematik tendieren Betriebe dazu, die Qualität der Arbeitsbedingungen zu senken. Die Mitarbeiter tragen dementsprechend die Last in den daraus resultierenden Prozessveränderungen des Betriebs. [23]

Aus der Ist-Situation lassen sich Problemfelder ermitteln, welche den Mitarbeiter jener Einrichtungen sowohl physisch als auch psychisch belasten. Hierfür wurden Vertreter der ambulanten Pflegedienste anhand von Fragebögen und Interviews befragt, welche zentralen Aufgaben des Berufes sie benennen würden und an welchen Stellen ihrer Einschätzung nach Verbesserungsbedarf herrscht. Rein objektiv wurden zunächst sozial definierte Aufgaben benannt. Die Durchführung und Sicherstellung der häuslichen pflegerischen Versorgung ist vom Gesetzgeber her zu gewährleisten. Nach Sozialgesetzbuch V und XI gehört sie Sicherstellung der Leistung zur Grund- und Behandlungspflege. Weiterhin gehören zur Arbeit des ambulanten Pflegediensten interventionsbezogene Aufgaben. Hierfür trägt die Leitung die Verantwortung. Zu einer qualifizierten Pflege gehört mehr als nur die Durchführung der Verordnungen des Arztes und Erfüllung der Leistung nach Pflegegesetzen.[24] Vielmehr sind fachlich begründete und notwendige Handlungen und deren adäquate Durchführung bedeutend. Zu den sogenannten sozialpflegerischen Diensten gehören Beratung und Information sowohl der Pflegebedürftigen als auch deren Angehörigen.[25] Diese edukativen Aufgaben erfordern gerade bei Patienten mit zusätzlichen psychischen Erkrankungen wie Demenz aber auch besonders bei Kindern als Patienten fachliche Expertise.[26]Oftmals kommen besondere Wünsche von Angehörigen hinzu. In vielen Interviews wurde deutlich, dass die ständige Erreichbarkeit für Angehörige, deren

[23] Dr. R. Brockhoff, Melanie Lempe: Die aktuelle Situation der ambulanten Pflegedienste, neue Caritas Politik Praxis Forschung (2013), Deutscher Caritasverband e. V.
[24] Andreas Büscher, Annett Horn (2010) Bestandsaufnahme zur Situation in der ambulanten Pflege Ergebnisse einer Expertenbefragung, Institut für Pflegewissenschaft an der Universität Bielefeld (IPW), S. 12
[25] Susanne Schewior-Popp,Franz Sitzmann,Lothar Ullrich, Thiemes Pflege (großes Format): Das Lehrbuch für Pflegende in Ausbildung, S. 32
[26] M. Helgard Brunen,Ursula Immenschuh, Ambulante Pflege, S. 205

Anliegen oftmals nicht die Pflege des Patienten betreffen, (sondern beispielsweise verlorengegangene Gegenstände in der Wohnung des Patienten) sehr zeitintensiv sind und einen zusätzlichen Stressfaktor darstellen.[27] Moralische Bedenken und Überforderung stellen sich ein.

Eine weitere Schwierigkeit für Pflegekräfte im ambulanten Pflegedienst ergibt sich bei der Versorgung von allein lebenden, älteren Patienten. Das geringe Zeitfenster lässt keine Kapazitäten für die über die Pflegetätigkeit hinausgehende Aufmerksamkeit für die Patienten, für den die Pflegekraft meist der einzige soziale Kontakt darstellt.[28] Hier ist ein *wunder Punkt*, denn die Pflegekraft empfindet menschliches Mitleid und kommt in ethische Konflikte. Um auf dem harten Pflegemarkt überleben zu können, kann der Betrieb keine Rücksicht auf Befindlichkeiten dieser Art der Patienten nehmen. Auch ist diese „Leistung" nicht mit der Pflegekasse abrechenbar.

Darüber hinaus ist es zusätzlich Aufgabe der Mitarbeiter des ambulanten Pflegedienstes geworden das gesamte Netzwerk zu koordinieren, sowohl informell als auch formell. Die Besuchszeiten müssen mit den Angehörigen abgestimmt werden aber auch Termine mit Ärzten und anderen Hilfen, wie Physiotherapeuten. Diese Aufgaben sind überaus Zeitintensiv und Planungen oftmals unsicher, da Termine oftmals abgesagt oder umgelegt werden. [29]Auch hier stellt sich ein zusätzlicher Stressfaktor für den betreffenden Mitarbeiter ein. Burnout und weitere Stressbedingte Krankheit sind daher häufig auftretende Krankheiten bei Mitarbeitern eines ambulanten Pflegedienstes.

Ein bedeutender Unterschied zwischen ambulanter und stationärer Krankenpflege ergibt sich daraus, dass jeder Patient, sofern keine Ausnahme vorliegt, von jeweils nur einer Pflegekraft versorgt wird. Dadurch hat der Pfleger keine Möglichkeit einen Kollegen Hilfe bei bestimmten Handlungen erhalten. Täglich müssen die Patienten angehoben werden, wenn sie nicht selbst aufstehen können. Auch fehlt es an bestimmten Hebevorrichtungen, welche im Krankenhaus gegeben sind. Hierzu kommt auch das nicht vorhanden sein von weiteren Hilfsmitteln (höhenverstellbare Betten, speziell ausgerichtete Bäder, Aufzüge zum Umgehen von Stufen). Folge

---

[27] Jasmin Kunstmann in „fit for care" (2014) DFA Fortbildungszentrum auf der Anscharhöhe, Diakonisches Werk Hamburg
[28] Andreas Büscher, Annett Horn (2010) Bestandsaufnahme zur Situation in der ambulanten Pflege Ergebnisse einer Expertenbefragung, Institut für Pflegewissenschaft an der Universität Bielefeld (IPW), S. 19
[29] Anette Brahms in „fit for care" (2014) DFA Fortbildungszentrum auf der Anscharhöhe, Diakonisches Werk Hamburg

davon sind körperliche Beschwerden und Verschleißerscheinungen, insbesondere im Rücken-, Nacken-, Schulterbereich.[30]

Unzureichend ist auch die Ausbildung bezüglich der logistischen Aufgaben. Touren- und Einsatzplanung sind nicht oder kaum Teil der Ausbildung der Pflegekräfte. Doch hier liegt bereits die Basis der Zeitproblematik. Eine mangelhafte Planung kann in einen erheblichen Zeitaufwand resultieren. Dieser Zeitmangel lässt wiederum keinen Raum für Entwicklung und Einbringung neuer Ideen zur Verbesserung durch die betroffenen Mitarbeiter. Durch den engen Zeitkorridor neigen Mitarbeiter zu Hektik und dauerhafter Anspannung des Körpers. Verkehrsbedingte Einbußen der Pausen lassen keine Möglichkeit zur Entspannung und Erholung von eben genannten körperlichen Belastungen zu.[31]

Auch an freien Tagen kann die Erholung aufgrund von Bereitschaftsdiensten nicht gewährleistet werden. Die oftmals von 6:00 Uhr bis 22:00 andauernde Schicht erlaubt keine freie Gestaltung der Freizeit, da die Mitarbeiter lokal in der Nähe und in telefonischer Erreichbarkeit bleiben müssen. Hieraus ergibt sich eine psychische Barriere vom Beruf Abstand nehmen zu können, was zu Burnout und weiteren psychischen Krankheiten führt aber auch Demotivation zur Erbringung von Arbeitsleistung am Folgetag bis hin zum Alkohol- und Drogenkonsum. Bei Beanspruchung des Mitarbeiters in seiner „Freizeit" entfällt auch die körperlichen Erholung.[32]

Aufgrund der physischen und psychischen Krankheiten kommt es zu häufigen Krankmeldungen und zeitlich langandauernden Arbeitsunfähigkeit.

Zur Erstellung einer Übersicht über die Ist-Situation müssen weitere Informationen über Stammdaten der Mitarbeiter ermittelt werden. Relevant sind Informationen über das Alter der Mitarbeiter und deren Geschlecht aber auch bisherige Fehlzeiten, Unfallquote und Art der Erkrankungen.[33]

---

[30] J. Glaser Th. Höge (2005), Probleme und Lösungen in der Pflege aus Sicht der Arbeitsund Gesundheitswissenschaften, S. 18
[31] Octavia Fuhrmann, Der salutogenetische Beitrag ambulanter Pflegedienste bei der Rehabilitation von Mitarbeitern mit Rückenschmerzen, S. 96
[32] Simone Schmidt,Thomas Meißner, Organisation und Haftung in der ambulanten Pflege: Praxisbuch, S. 209, 210
[33] https://www.dak.de/dak/arbeitgeber/Betriebliches_Gesundheitsmanagement-1395310.html

4.2. Ziele, Chancen und Möglichkeiten

Nahezu alle Probleme sind auf den immensen Kostendruck auf die gesamte Branche zurückzuführen. Zukünftige Prognosen stellen hier auch keine Besserung in Aussicht. Um dennoch die Gesundheit der Mitarbeiter zu wahren müssen andere zur Verfügung stehende Ressourcen herausgefiltert und genutzt werden. Für den weiteren Teil wird als Ziel die generelle Gesunderhaltung der Mitarbeiter und damit einhergehende Reduktion von Krankmeldungen angenommen.

Hinsichtlich der dargestellten Herausforderungen bieten sich mehrdimensionale Angriffspunkte. Unterschieden wird allgemein zwischen Verhältnisprävention und Verhaltensprävention.

Die Verhältnisdimension interveniert in die Handlungsfelder, welche die Arbeitsverhältnisse des Betriebs betreffen. Akteure sind hier die Führungspersonen und Mitarbeiter der Personalabteilung aber auch andere Mitarbeiter, die für die Entwicklung und Steuerung der Betriebsprozesse verantwortlich sind.

Dahingegen betrifft die Verhaltensprävention unmittelbar jeden einzelnen Mitarbeiter, interveniert jedoch in sein persönliches Verhalten und zielt auf seine spezifischen Ressourcen ab. Hierbei ist zunächst der Partizipationswillen der Mitarbeiter zu gewährleisten. Durch transparente Aufklärung des Vorhabens und Verdeutlichung der Ziele kann die Motivation der Mitarbeiter gesteigert und gemeinsame Ausarbeitung und Beratung der Möglichkeiten zur Verbesserung des jeweiligen Wohlbefindens ermittelt werden.[34]

„Zufriedenheit am Arbeitsplatz ist eine zentrale Grundvoraussetzung dafür, dass gute Arbeit geleistet wird"[35] heißt es in einem wissenschaftlichen Artikel des AOK Forums für Politik Praxis, und Wissenschaft. Voraussetzung für die Leistung guter Arbeit ist jedoch zunächst die Gesundheit der Mitarbeiter, welche sich aus der Zufriedenheit am Arbeitsplatz ergibt. Krankenkassen und andere Organisationen bieten unterschiedliche Maßnahmen zur Verhältnisprävention.

Da sich das Zeitkontinuum als Hauptproblementwickelt hat, sollte zunächst an dieser Stelle interveniert werden. 95% der für die Tourenplanung zuständigen Mitarbeiter

---

[34]Christian Schmidt,Jens Bauer,Kristina Schmidt,Martin Bauer, Betriebliches
Gesundheitsmanagement im Krankenhaus, S. 5
[35] Walter H. Moog, Referatsleiter Betriebliches Gesundheitsmanagement (BGM) AOK Baden-
Wittemberg

erlernten ihr fachliches Wissen nicht in Kursen, sondern von ihren Vorgängern oder EDV-Experten, welche wieder nicht über branchenpezifische Kenntnisse verfügen.[36]Eine spezielle Schulung kann fachspezifische Kenntnisse übermitteln. Dadurch soll das Ziel erreicht werden, eine bestmögliche Route und Einsatzplanung für jeden Mitarbeiter zu koordinieren, woraus Zeit gewonnen und verkehrsbedingter Stress reduziert wird.

Individuell für ambulante Pflegedienste errichtete Seminare und Online-Schulungen für Tourenplanung lehren den Mitarbeiter zunächst die Reflektion der eigenen Tourenplanung damit einhergehende Problemidentifizierung. Unterschiedliche Lösungsansätze werden erarbeitet und Techniken und Methoden vermittelt. Teilweise wird auch ein fachlicher Austausch von Erfahrungen und Tipps unter den Teilnehmern ermöglicht.[37]

Die Kurse richten sich an Führungskräfte beziehungsweise dafür verantwortliche Mitarbeiter. Da dieser Prozess dynamisch ist, kann die Tourenplanung jederzeit individuell an die Patienten oder aber auch an Mitarbeiter im Falle eines Ausfalls, angepasst werden. Das fachliche Können stellt eine wichtige Ressource für das Gesamtunternehmen dar. Über den Einbezug der Bedürfnisse der Mitarbeiter und Patienten geht eine Reduktion der KFZ-bedingten Kosten hinaus. Aus einer Einplanung von Zeitreserven ergibt sich eine Gewährleistung der Pünktlichkeit der Pflegekräfte und Sicherstellung, dass Pausen eingehalten werden können. Dies hat eine enorme Stressreduktion zufolge, woraus sich auch Arbeitsunfälle durch Verkehrsunfälle verringern.[38]

Eine weitere durchaus effektive und wichtige Ressource findet sich in der Führungsetage wieder. Wie Veith und Schweitzer gezeigt, haben stellt die Führung die Basis zur gesamten Unternehmenskultur. Für das allgemeine Wohlbefinden der Mitarbeiter ist eine funktionierende Kommunikation Voraussetzung. Ein regelmäßiger und vollständiger Informationsaustausch muss stattfinden und alle Mitarbeiter sollten die Möglichkeit zur Beteiligung haben. Nur so kann Struktur-, Prozess- und Ergebnisqualität gewährleistet werden. Lücken im Informationsfluss

---

[36] Experteninterview in Bestandsaufnahme zur Situation in der ambulanten Pflege Ergebnisse einer Expertenbefragung von Andreas Büscher, Annett Horn aus der Veröffentlichungsreihe des Instituts für Pflegewissenschaft an der Universität Bielefeld (IPW), S. 16
[37] Kaiserswerther Diakonie: http://www.kaiserswerther-diakonie.de/de/ueber-die-kaiserswerther-diakonie/bildung-erziehung/kaiserswerther-seminare/kurse-online-buchen.html
[38] Ursula Immenschuh, Claudia Spahn, Jutta Scheele-Schäffer, Ambulante Pflege, die Pflege gesunder und Kranker Menschen Band 2, S. 64

sollten vermieden werden, um Missverständnisse zu verhindern. Hierbei geht es um den horizontalen Informationsaustausch unter den Pflegekräften aber auch den vertikalen mit Vorgesetzen, besonders Führungskräften aber auch Mitarbeitern aus anderen Abteilungen. Der erste Schritt zum Wohlbefinden des Mitarbeiters innerhalb seiner Arbeitsbedingungen aber auch in der Unternehmenskultur im sozialen Sinne ist die MöglichkeitSorgen und Bedenken aber auch Verbesserungsvorschläge äußern zu können.[39]

Durch von Krankenkassen und andere Organisationen angebotene Seminare erlernen Führungskräfte, beziehungsweise Mitarbeiter der Personalabteilung eine gute Atmosphäre für ein produktives Gespräch zu schaffen, diese Gespräche zu analysieren und zu reflektieren[40]. Probleme und Anstöße sollen ohne Missverständnisse übermittelt werden um für beide Parteien eine bestmögliche Einigung zu erzielen. Auch auf horizontaler Ebene soll ein solcher Austausch möglich sein. Durch Gruppenseminare soll Vertrauen unter den Mitarbeitern aufgebaut werden und erlernt werden Konflikte zu lösen und Kritik auszusprechen beziehungsweise entgegenzunehmen.[41] In einer ruhigen Atmosphäre kann dann innerhalb des Betriebs eins der in der ambulanten Pflegedienstleistung oft auftretenden Probleme der häufigen Krankmeldungen einiger Mitarbeiter angesprochen werden, weil diese zu einem Gefühl der ungerechten Behandlung unter den Mitarbeitern führen. Auch hier sollen wieder beide Parteien die Möglichkeit haben Sorge oder Verbesserungsvorschläge auszusprechen um gemeinsam eine Lösung zu finden. Mitarbeiter fühlen sich dadurch in ihrer Position bedeutender und verlieren nicht die Arbeitsmotivation bei erneuter Krankmeldung von Mitarbeitern. Zudem kann das Ungerechtigkeitsgefühl reduziert werden.[42]

Eine große Vielfalt bietet sich ebenfalls in den Möglichkeiten zur Verhaltensprävention. Zur Unterstützung und Entwicklung emotionaler und psychischer Ressourcen werden diverse Schulungen und Seminare angeboten. Für Mitarbeiter des ambulanten Pflegedienstes erscheinen Trainingsprogramme zur

---

[39] Simone Schmidt,Thomas Meißner, Organisation und Haftung in der ambulanten Pflege: Praxisbuch, S. 44
[40] https://www.haufe-akademie.de/81.82
[41] Linda Becker (Gesellschafterin und Partnerin bei der LAB Company) in Mitarbeiterführung: "Behandle dein Team so, wie du selbst behandelt werden möchtest", Zeit online 2014
[42] Hans Wolfgang Hoefert in Kommunikation als Erfolgsfaktor im Krankenhaus, S. 248

Stressbewältigung am wichtigsten zu sein.[43]Hier soll zunächst die eigene Person analysiert und reflektiert werden, um herauszufinden, in welchen Situationen der Stressfaktor besonders hoch ist und wodurch dieser entsteht. Die Aktivierung eigener Ressourcen wird angeeignet um die Situation zu bewältigen. Durch Erlernen „Positiven Denkens" kann die Situation als erfolgreich genommene Hürde betrachtet werden um den „Distress" zum „Eustress" zu verwandeln. Selbstbewusstsein und emotionale Stabilität werden als Ressource entdeckt und genutzt. Auch an Stresssituationen anschließende Entspannungsübungen werden erlernt, welche in Autogenes Training, Mentales Training und Muskelentspannung unterteilt werden können. Dies ist für Pflegekräfte von hoher Relevanz um psychische Belastungen zu bewältigen aber auch körperliche Beschwerden zu verhindern.

Insbesondere der eigene Körper veranschaulicht die Ressourcen eines Menschen gut. Eine stabile Anatomie sind die Basis eines gesunden Körpers. Dass Pflegekräfte vor allem unter Rückenbeschwerden leiden ist bereits seit geraumer Zeit bekannt. Die im Kapitel Herausforderung des ambulanten Pflegedienstes dargestellte Problematik der fehlenden Hilfsmittel führen vermehrt zu den Rückenleiden. Daher ist es wichtig genau an dieser Stelle Ressourcen zu stabilisieren. Die „Rückenschule" ist eines der am weitesten verbreitete und häufigsten angebotene Behandlungskonzepte. Speziell auf Pflegekräfte ausgerichtete Schulungen helfen zum Verständnis der Gesundheitsbelastungen im Arbeitsprozess. Hieraus kann die Haltung und Bewegung bei pflegetypischen Tätigkeiten verbessert und trainiert werden. Beim Stehen, Heben, Tragen und Sitzen können viele Fehler vermieden und Trainingsmethoden erlernt werden[44]. Knochen, Muskeln, Gelenke, Wirbelsäule werden als Ressource des eigenen Körpers gestärkt um Rückenschmerzen vorzubeugen und körperliche Beschwerden zu reduzieren.[45]

Da es heutzutage eine Vielfalt an Angeboten gibt sollte der Arbeitgeber des ambulanten Pflegedienstes Rücksprache mit Experten wie Mitarbeitern von Krankenversicherungen aber auch mit dem Betriebsarzt, falls vorhanden, treffen, um eine kompetente Beratung zu erfahren. Darauf folgt das Gespräch mit den Mitarbeitern um für jeden den Bedarf zu ermitteln und die Chance zur Gesundheitsförderung zu ermöglichen.

---

[43] http://www.aok-business.de/gesundheit/bgf-an-den-arbeitsplaetzen/arbeitsplatz-pflege/
[44] Berufsfortbildungswerk Gemeinnützige Bildungseinrichtung des DGB GmbH (bfw):
https://www.maxq.net/kurse/im-detail/1026-rueckenschule-fuer-pflegekraefte/
[45] St. Christian-Geschäftsbereichsleiter Jan Podgorski: Rückenschule in der Mittagspause

4.3. Kosten und Barrieren der betrieblichen Gesundheitsförderung

Da es sich beim ambulanten Pflegedienst, wie bei anderen Betrieben auch, um Wirtschaftssubjekte handelt, muss zum Erhalt der Existenz des Betriebes der Kosten-Nutzen-Spiegel aller getroffenen und geplanten Maßnahmen betrachtet werden. Extern angebotene Seminare sind mit einem hohen Kostenfaktor verbunden. Die Preise der hier vorgestellten Angebote befinden sich alle im Gesamtpakten im 3-stelligen Bereich. Eine Beispielorganisation, die speziell auf ambulante Pflegedienste zugeschnittene Tourenplanungs-Seminare im oben dargestellten Umfang anbietet, berechnet hierfür rund 250,00 € pro Person.[46] Demgegenüber stehen Kosteneinsparungen durch verkürzte Wege zwischen den Patienten, welche mit dem PKW zurückgelegt werden müssen, Umgehung von Verkehrsbedingten „Stop- and Go"s und vor allem die bereits beschriebene Personalkosteneinsparung durch den Rückgang von Krankmeldungen. Kosten für Führungsseminare können sogar bis zu 1.000 € betragen. Aus einer verbesserten Kommunikation und dem daraus resultierenden Wohlbefinden aller Mitarbeiter lässt sich der Nutzen nicht direkt in Geldmengen berechnen. Versucht der Betrieb eine Kosten-Nutzenanalyse zu erstellen, müssen, unter vielen anderen, folgende Variablen in der Berechnung Beachtung finden:

- Kosten für Beratung, Prozessbegleitung, Analysemaßnahmen, Seminare, Schulungen, Evaluationsverfahren

gegenüber den

- Kosten für mangelhafte Organisationsprozesse, Krankengeld, Kompensation fehlender Arbeitskräfte durch andere Arbeitskräfte, Recruiting und Anleitung von neuen Mitarbeitern, Verluste von Kunden bei unzureichender Leistungsqualität

Hierbei ist zu beachten, dass einige durch betriebliche Gesundheitsförderung erzielten Effekte erst mit zeitlicher Verzögerung auftreten. Daher lässt sich, zur Entscheidung ob Maßnahmen zur betrieblichen Gesundheitsförderung eingeleitet werden sollen, nicht für jeden Betrieb in jeder Branche der Nutzen direkt berechnen.

Eine Betrachtung allgemeiner Studien hat jedoch einen langfristigen Nutzen der betrieblichen Gesundheitsforderung nachgewiesen.[47] Laut der Return-on-Investment-

---

[46] Kaiserswerther Diakonie: http://www.kaiserswerther-diakonie.de/de/ueber-die-kaiserswerther-diakonie/bildung-erziehung/kaiserswerther-seminare/kurse-online-buchen.html
[47] Kiesche, Eberhard:

Berechnung der Gesundheitskasse „AOK" erspart jeder investierte Euro im Ergebnis 2,70 € an Fehlzeiten.[48] Eine Reihe von Studien haben den langfristigen Nutzen nachgewiesen, sodass man sagen kann, dass für jeden Euro, der in die Gesundheitsförderung investiert wird, 1,2 bis 1,4 Euro zurückkommen.[49]

Weiterer Anreiz zur Einführung der betrieblichen Gesundheitsförderung entstand 2009 durch eine von der Bundesregierung eingeführte Änderung des Einkommensteuergesetzes. Gemäß § 3 Nr. 34 EStG können die durch den Arbeitgeber eingeführten Maßnahmen der betrieblichen Gesundheitsförderung im Sinne SGV V entstandenen Kosten in Höhe von bis zu 500,00 € pro Mitarbeiter des Betriebs pro Jahr steuerlich geltend gemacht werden.[50]

Neben dem Kostenaufwand können weitere innerbetriebliche Barrieren auftreten. Voraussetzung für den Erfolg betrieblicher gesundheitsfördernder Maßnahmen ist eine freiwillige und motivierte Partizipation der Mitarbeiter. Aufgrund des im ambulanten Pflegedienst herrschenden Zeitmangels sind viele Mitarbeiter nicht motiviert zusätzliche Zeit in Maßnahmen zu investieren. Der Besuch von Seminaren und Kursen ist zeitintensiv und mit körperlichen Aufwand verbunden. Mitarbeiter haben nach Ende der Schicht oftmals keine Kraft für Trainingseinheiten im Fitnessstudio oder es fehlt schlicht die Aufnahmefähigkeit um weitere Informationen aufzunehmen. In der Berufsgruppe Pflege ist die Frauenquote (80%) außergewöhnlich hoch.[51] Viele Frauen haben neben der Arbeit familiäre Pflichten. Daher muss durch umfangreiche Aufklärung innerhalb des Betriebes der richtige Weg gefunden werden, Mitarbeiter zu in Kenntnis zu setzen, welchen langzeitigen Aussichten die Investition ihrer Zeit und Kraft gegenüberstehen.

Betriebliches Gesundheitsmanagement. Betriebs- und Dienstvereinbarungen. hg. v. Hans-Böckler-Stiftung, Frankfurt (Bund-Verlag) 2013
[48] http://www.aok-business.de/gesundheit/was-ist-bgf/betriebliche-gesundheitsfoerderung/bgf-und-bgm-zahlen-sich-aus/
[49] http://www.ergo-online.de/html/gesundheitsvorsorge/betriebliche_gesundheitsfoerd/bgf.htm
[50] Barbara Buchberger, Romy Heymann, Hendrik Huppertz, Katharina Friepörtner, Natalie Pomorin, Jürgen Wasem, Effektivität von Maßnahmen der betrieblichen Gesundheitsförderung (BGF) zum Erhalt der Arbeitsfähigkeit von Pflegepersonal, S. 15
[51] Susanne Schewior-Popp, Franz Sitzmann, Lothar Ullrich: Thiemes Pflege: Das Lehrbuch für Pflegende in Ausbildung, S. 21

5. Handlungsempfehlungen für die Zukunft und Fazit

Betriebe und Mitarbeiter ambulanter Pflegedienste stehen einer wachsenden Anzahl an 'Herausforderungen gegenüber. Gerade im Sektor der Dienstleistungsberufe stellt der Mitarbeiter das höchste Gut des Unternehmens dar. Daher ist jede Investition, die man zum Wohle des Mitarbeiters tätigt sinnvoll. Nahezu alle Betriebe des ambulanten Pflegedienstes leiden unter ähnlichen Problemen. Psychische und physische Gesundheitsrisiken für die Mitarbeiter sind allgegenwärtig und dürfen nicht ignoriert werden. Schlechte Arbeitsbedingungen resultieren in schlechtem gesundheitlichem Zustand der Mitarbeiter. Folge daraus sind Arbeitsunfähigkeit, Demotivation und somit auf lange Zeit ökonomischer Schaden für den Betrieb. Das betriebliche Gesundheitsmanagement stellt eine Menge an Handlungsvorkehrungen dar, welche im Gesamtbild durch Prävention und Förderung und Schaffung von Ressourcen zur Erhaltung und Gewinnung eines guten Gesamtgesundheitlichen Zustandes eines Menschen beitragen. Im Zeitverlauf wurden Gesetze wie Arbeitsschutzgesetz zur Wahrung der Sicherheit und Vermeidung von Risiken geschaffen.

Darüber hinaus steht es allen Unternehmen frei, zusätzlicheine betriebliche Gesundheitsförderung einzuführen. Anhand vieler Studien und Praxisbeispielen konnte bewiesen werden, dass durch die Interventionen in Form von Verhältnis- und Verhaltensprävention positive Erfolge im Unternehmen verzeichnet werden können. Durch auf den Betrieb zugeschnittene Maßnahmen kann auf lange Sicht ein positiver Return-on-Investment verzeichnet werden. Im Fall eines ambulanten Pflegedienstes wurden in dieser Arbeit nur einige der vielen Maßnahmen für die Handlungsräume beispielhaft dargestellt. Verbesserungen von Arbeitsbedingungen in Form von Stabilisierung der Unternehmenskultur und Optimierung von Organisationsprozessen stellen die Ressource zur Förderung der Gesundheit aller Mitarbeiter dar. Auf die Person selbst zugeschnittene Interventionen durch Aktivierung und Förderung seiner Ressourcen um psychische und physische Belastungen zu bewältigen erfolgen eine zufriedenstellende Arbeitsleistung. Daher kann für die Zukunft eine Notwendigkeit zur Planung und Entwicklung gesundheitsfördernder Maßnahmen prognostiziert werden, um dem Betrieb des ambulanten Pflegedienstes eine stabile Basis in der wirtschaftlichen Lage zu sichern.

Anmerkung: Aus Gründen der besseren Lesbarkeit wird auf die gleichzeitige Verwendung männlicher und weiblicher Sprachformen verzichtet. Sämtliche Personenbezeichnungen gelten gleichermaßen für beiderlei Geschlecht.

Anhang

Abbildungen

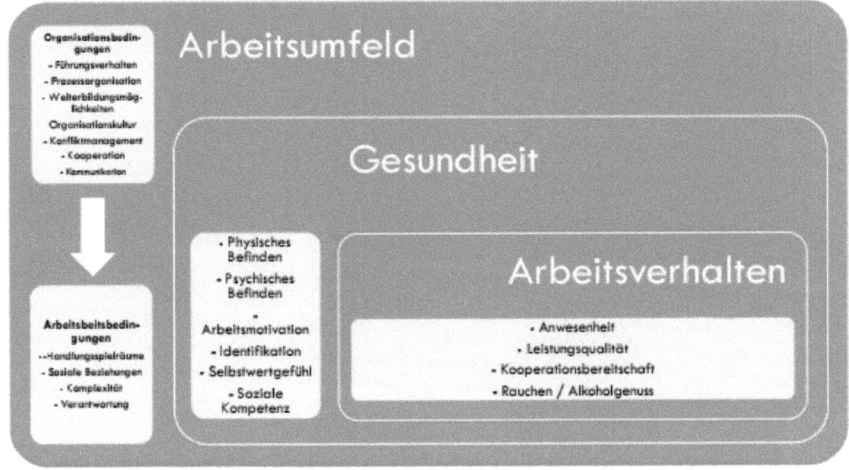

Abbildung 1: Huber (2010),Zusammenhang Arbeit und Gesundheit

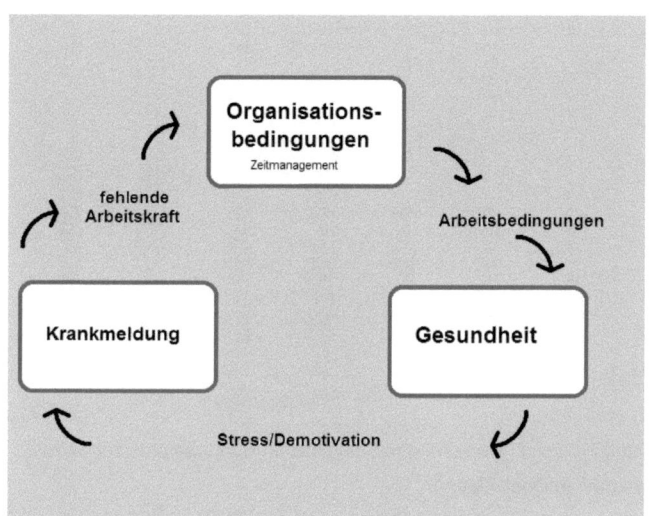

Abbildung 2: Eigene Darstellung in Anlehnung an Huber, 2010

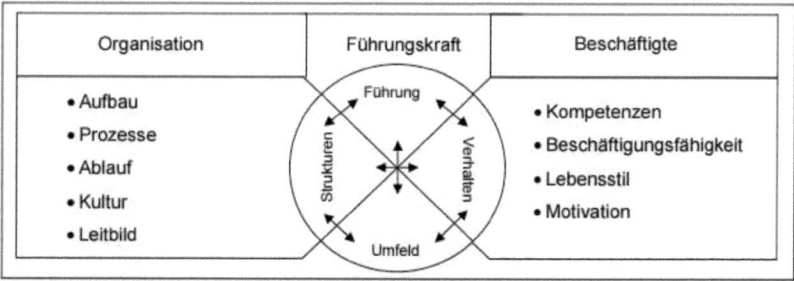

Abbildung 3: Systematische Integration eines BGM in Organisationen in Anlehnung an: Veith, Schweitzer, S. 32

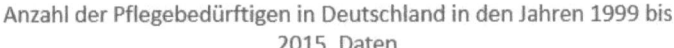

Anzahl der Pflegebedürftigen in Deutschland in den Jahren 1999 bis 2015 Daten

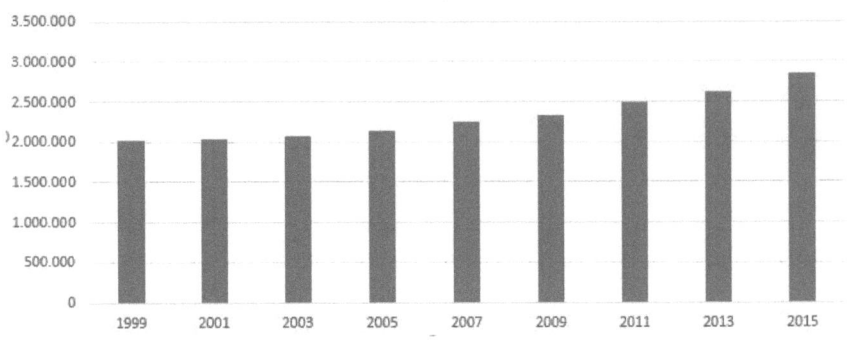

Abbildung 4: Eigene Darstellung aus Datenreihe des Statistischen Bundesamtes zur Anzahl der pflegebedürftigen Personen in Deutschland

Beschäftigungsrate im stationären und ambulanten Pflegedienst

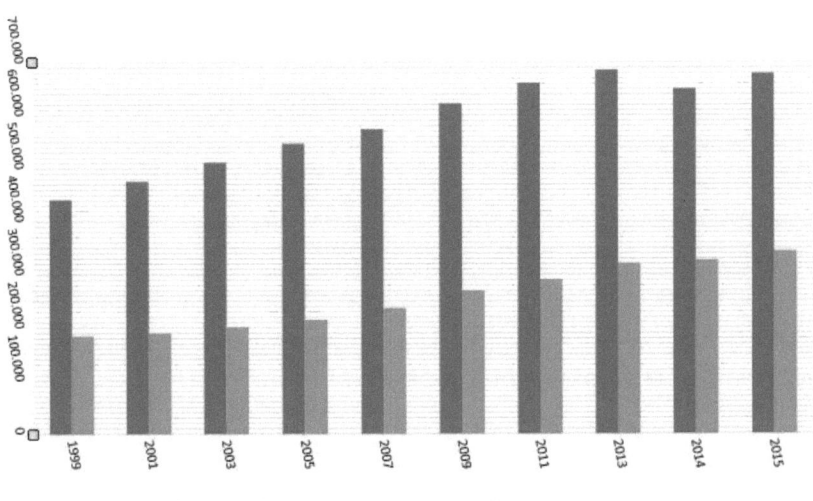

Abbildung 5: Eigene Darstellung aus Datenreihe des Statistischen Bundesamts zur Beschäftigungsrate im stationären und ambulanten Pflegedienst

Literaturverzeichnis

1. [1]Weltgesundheitsorganisation Regionalbüro für Europa, Gesundheitsförderung: Von der Ottawa-Charta bis zu Gesundheit 2020
2. [1]Lutz Vogt, Sport in der Prävention, S. 18
3. [1] Reinhard Kreimer, Altenpflege: menschlich, modern und kreativ: Grundlagen und Modelle einer zeitgemäßen Prävention, Pflege und Rehabilitation, S. 157
4. [1] Marianne Brieskorn-Zinke, Gesundheitsförderung in der Pflege, S. 78
5. [1] Huber Betriebliches Gesundheitsmanagement und Personalmanagement, 2010
6. [1] Selye (1974, 1978)
7. [1] Semmer u. Udriss, Bedeutung und Wirkung von Arbeit, 2007
8. [1] Haisch, J./Hurrelmann, K./Klotz, T. (Hg.) 2006): Medizinische Prävention und Gesundheitsförderung. Bern: Hans Huber,
9. [1] DOPPLER, Birgit (2010): Gesundheitskommunikation. Kommunikationskampagnen im Gesundheitsbereich am Beispiel des ‚Pilotprojekts Schulfrucht', S. 32-33.
10. [1]https://www.dak.de/dak/leistungen/Praeventionsangebote-1101390.html
11. [1] Weltgesundheitsorganisation http://www.euro.who.int/de/health-topics/health-determinants/social-determinants/news/news/2013/06/health-promotion-from-ottawa-to-health-2020
12. [1] Europäisches Netzwerk für Betriebliche Gesundheitsförderung, 2007
13. [1]Deutsches Netzwerk für Betriebliche Gesundheitsförderung (DNBGF), 2007
14. [1]Wieneman (2002 aus http://betriebliche-gesundheitsfoerderung24.de/betriebliches-gesundheitsmanagement-eine-begriffsbestimmung/
15. [1] IKK-Verband, S. 6
16. [1]Bienert/Razavi, Beitrbeliche Gesundheitsförderung: Entwicklung und Erfolgsfaktorien in Gesunde Menschen als Erfolgsfaktor. S. 77
17. [1] https://www.dak.de/dak/arbeitgeber/Betriebliches_Gesundheitsmanagement-1395310.html
18. [1] https://www.barmer.de/arbeitgeber/firmenangebote-gesundheit/gesundheitsmanagement/massnahmen-auswaehlen-35006
19. [1] Wellmann, Holger Betriebliche Gesundheitsförderung In: Institut für Qualitätssicherung in Prävention und Rehabilitation (iqpr) an der Deutschen Sporthochschule Köln (Hrsg.): Iqpr Forschungsbericht Nr. 3/2007, Köln, 2007, S. 39-48
20. [1] Veith, Thorsten; Schweitzer, Jochen Das große Ganze In: Personalwirtschaft, Magazin für Human Resources, 2009, S. 30-32
21. [1] Statistisches Bundesamt
22. [1] Statistisches Bundesamt
23. [1] Dr. R. Brockhoff, Melanie Lempe: Die aktuelle Situation der ambulanten Pflegedienste, neue Caritas Politik Praxis Forschung (2013), Deutscher Caritasverband e. V.
24. [1] Andreas Büscher, Annett Horn (2010) Bestandsaufnahme zur Situation in der ambulanten Pflege Ergebnisse einer Expertenbefragung, Institut für Pflegewissenschaft an der Universität Bielefeld (IPW), S. 12
25. [1]Susanne Schewior-Popp,Franz Sitzmann,Lothar Ullrich, Thiemes Pflege (großes Format): Das Lehrbuch für Pflegende in Ausbildung, S. 32

26. [1]M. Helgard Brunen,Ursula Immenschuh, Ambulante Pflege, S. 205
27. [1] Jasmin Kunstmann in „fit for care" (2014) DFA Fortbildungszentrum auf der Anscharhöhe, Diakonisches Werk Hamburg
28. [1] Andreas Büscher, Annett Horn (2010) Bestandsaufnahme zur Situation in der ambulanten Pflege Ergebnisse einer Expertenbefragung, Institut für Pflegewissenschaft an der Universität Bielefeld (IPW), S. 19
29. [1] Anette Brahms in „fit for care" (2014) DFA Fortbildungszentrum auf der Anscharhöhe, Diakonisches Werk Hamburg
30. [1] J. Glaser Th. Höge (2005), Probleme und Lösungen in der Pflege aus Sicht der Arbeitsund Gesundheitswissenschaften, S. 18
31. [1] Octavia Fuhrmann, Der salutogenetische Beitrag ambulanter Pflegedienste bei der Rehabilitation von Mitarbeitern mit Rückenschmerzen, S. 96
32. [1]Simone Schmidt,Thomas Meißner, Organisation und Haftung in der ambulanten Pflege: Praxisbuch, S. 209, 210
33. [1] https://www.dak.de/dak/arbeitgeber/Betriebliches_Gesundheitsmanagement-1395310.html
34. [1]Christian Schmidt,Jens Bauer,Kristina Schmidt,Martin Bauer, Betriebliches Gesundheitsmanagement im Krankenhaus, S. 5
35. [1] Walter H. Moog, Referatsleiter Betriebliches Gesundheitsmanagement (BGM) AOK Baden-Wittemberg
36. [1] Experteninterview in Bestandsaufnahme zur Situation in der ambulanten Pflege Ergebnisse einer Expertenbefragung von Andreas Büscher, Annett Horn aus der Veröffentlichungsreihe des Instituts für Pflegewissenschaft an der Universität Bielefeld (IPW), S. 16
37. [1] Kaiserswerther Diakonie: http://www.kaiserswerther-diakonie.de/de/ueber-die-kaiserswerther-diakonie/bildung-erziehung/kaiserswerther-seminare/kurse-online-buchen.html
38. [1] Ursula Immenschuh, Claudia Spahn, Jutta Scheele-Schäffer, Ambulante Pflege, die Pflege gesunder und Kranker Menschen Band 2, S. 64
39. [1] Simone Schmidt,Thomas Meißner, Organisation und Haftung in der ambulanten Pflege: Praxisbuch, S. 44
40. [1]https://www.haufe-akademie.de/81.82
41. [1] Linda Becker (Gesellschafterin und Partnerin bei der LAB Company) in Mitarbeiterführung: "Behandle dein Team so, wie du selbst behandelt werden möchtest", Zeit online 2014
42. [1] Hans Wolfgang Hoefert in Kommunikation als Erfolgsfaktor im Krankenhaus, S. 248
43. [1] http://www.aok-business.de/gesundheit/bgf-an-den-arbeitsplaetzen/arbeitsplatz-pflege/
44. [1] Berufsfortbildungswerk Gemeinnützige Bildungseinrichtung des DGB GmbH (bfw): https://www.maxq.net/kurse/im-detail/1026-rueckenschule-fuer-pflegekraefte/
45. [1] St. Christian-Geschäftsbereichsleiter Jan Podgorski: Rückenschule in der Mittagspause
46. [1] Kaiserswerther Diakonie: http://www.kaiserswerther-diakonie.de/de/ueber-die-kaiserswerther-diakonie/bildung-erziehung/kaiserswerther-seminare/kurse-online-buchen.html
47. [1] Kiesche, Eberhard:
48. Betriebliches Gesundheitsmanagement. Betriebs- und Dienstvereinbarungen.
49. hg. v. Hans-Böckler-Stiftung, Frankfurt (Bund-Verlag) 2013

50.[1] http://www.aok-business.de/gesundheit/was-ist-bgf/betriebliche-gesundheitsfoerderung/bgf-und-bgm-zahlen-sich-aus/

51.[1] http://www.ergo-online.de/html/gesundheitsvorsorge/betriebliche_gesundheitsfoerd/bgf.htm

52.[1] Barbara Buchberger, Romy Heymann, Hendrik Huppertz, Katharina Friepörtner, Natalie Pomorin, Jürgen Wasem, Effektivität von Maßnahmen der betrieblichen Gesundheitsförderung (BGF) zum Erhalt der Arbeitsfähigkeit von Pflegepersonal, S. 15

53.[1] Susanne Schewior-Popp,Franz Sitzmann,Lothar Ullrich: Thiemes Pflege: Das Lehrbuch für Pflegende in Ausbildung, S. 21

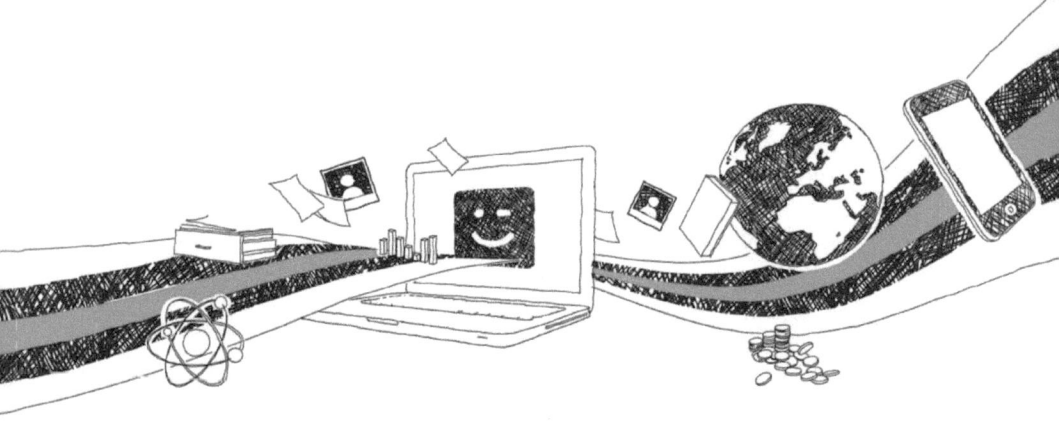
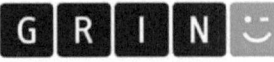